BEI GRIN MACHT SICH IHR WISSEN BEZAHLT

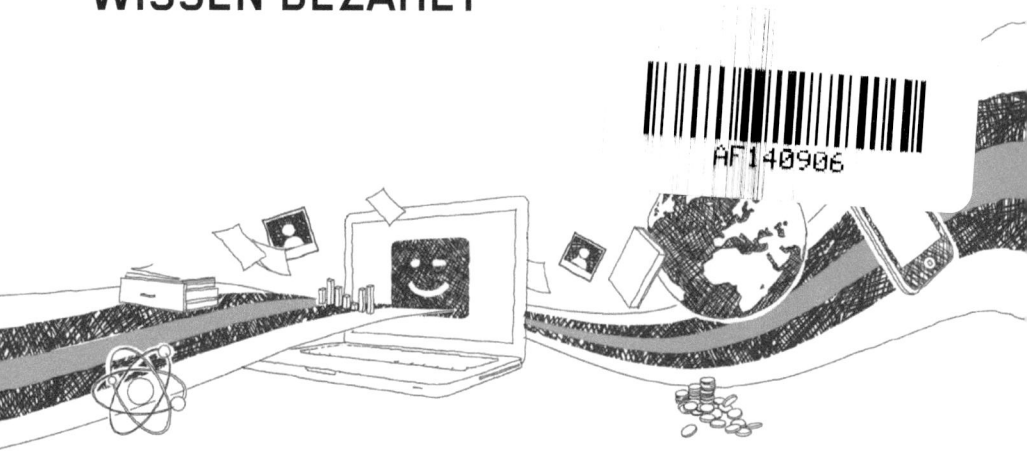

AF140906

- Wir veröffentlichen Ihre Hausarbeit,
  Bachelor- und Masterarbeit

- Ihr eigenes eBook und Buch -
  weltweit in allen wichtigen Shops

- Verdienen Sie an jedem Verkauf

Jetzt bei www.GRIN.com hochladen und kostenlos publizieren

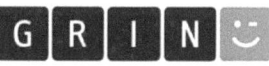

Bibliografische Information der Deutschen Nationalbibliothek:

Die Deutsche Bibliothek verzeichnet diese Publikation in der Deutschen National-
bibliografie; detaillierte bibliografische Daten sind im Internet über http://dnb.d-
nb.de/ abrufbar.

Dieses Werk sowie alle darin enthaltenen einzelnen Beiträge und Abbildungen
sind urheberrechtlich geschützt. Jede Verwertung, die nicht ausdrücklich vom
Urheberrechtsschutz zugelassen ist, bedarf der vorherigen Zustimmung des Verla-
ges. Das gilt insbesondere für Vervielfältigungen, Bearbeitungen, Übersetzungen,
Mikroverfilmungen, Auswertungen durch Datenbanken und für die Einspeicherung
und Verarbeitung in elektronische Systeme. Alle Rechte, auch die des auszugsweisen
Nachdrucks, der fotomechanischen Wiedergabe (einschließlich Mikrokopie) sowie
der Auswertung durch Datenbanken oder ähnliche Einrichtungen, vorbehalten.

Impressum:

Copyright © 2019 GRIN Verlag
Druck und Bindung: Books on Demand GmbH, Norderstedt Germany
ISBN: 9783668952560

Dieses Buch bei GRIN:

https://www.grin.com/document/469988

Rico Asche

Ist Koffein ein Suchtmittel oder ungefährlich?

Koffein und seine biochemische Wirkung im Körper

GRIN Verlag

GRIN - Your knowledge has value

Der GRIN Verlag publiziert seit 1998 wissenschaftliche Arbeiten von Studenten, Hochschullehrern und anderen Akademikern als eBook und gedrucktes Buch. Die Verlagswebsite www.grin.com ist die ideale Plattform zur Veröffentlichung von Hausarbeiten, Abschlussarbeiten, wissenschaftlichen Aufsätzen, Dissertationen und Fachbüchern.

Besuchen Sie uns im Internet:

http://www.grin.com/

http://www.facebook.com/grincom

http://www.twitter.com/grin_com

Koffein

Hausarbeit

Fachbereich: Personal/ Gesundheit/ Soziales

Studiengang: Wirtschaftspsychologie

Vorgelegt von: Rico Asche

Inhaltsverzeichnis

1 Einleitung

2017 titelten mehrere Nachrichtenportale über einen Todesfall durch Koffein. Ein 16-Jähriger habe einen Liter eines zuckerhaltigen mit Koffein versetzten Softdrinks, einen Kaffee und einen Energydrink zu sich genommen. Später stellte der Gerichtsmediziner Herzrhythmusstörungen fest. Der Teenager war vorher gesund. Das Koffein wurde als Grund für den Tod festgestellt. (Markus Brauer 2017: Stuttgarter-nachrichten.de, o. V. 2017: spiegel.de). Koffein kann also tödlich sein. Wie kommt es trotzdem dazu, dass fast 50% der Deutschen bei einer Umfrage angaben in den letzten 14 Tagen Kaffee gekauft oder konsumiert zu haben (Statista GmbH 2018)? Dabei sind andere koffeinhaltige Getränke wie Cola oder Tee noch nicht einmal mit einbezogen. Der Deutsche trinkt rund 160 Liter des Heißgetränks pro Jahr. Der Kaffee Verbrauch liegt somit noch 15 Liter vor dem Trinkwasserverbrauch (vgl. Blümle 2017: S.156). Ist die Gefahr, der sich die Deutschen aussetzten, unterschätzt?

In dieser Arbeit wird zunächst näher auf die Substanz Koffein eingegangen; Dabei werden chemische Aspekte beleuchtet und das Vorkommen im Alltag behandelt. Im folgenden Kapitel thematisiert der Autor die Inhalte Sucht und Abhängigkeit. Unter anderem wird dafür ein Katalog zur Bestimmung von Sucht zur Hilfe gezogen. Im Anschluss wird durch Bezug auf die vorangegangenen Kapitel erarbeitet ob Koffein unterschätzt ist oder nicht.[1]

---

[1] Aus Gründen der besseren Lesbarkeit wird auf die gleichzeitige Verwendung personenspezifischer Sprachformen verzichtet. Sämtliche Personenbezeichnungen gelten gleichwohl für jedes Geschlecht.

2 Koffein

Koffein ist seit Jahrhunderten bekannt für seine wachmachende Wirkung (vgl. Blümle 2017: S. 149). Um zu verstehen warum es zu diesen Effekten kommt, muss die zunächst erklärt werden, es im Gehirn wirkt.

2.1 Chemische Sicht

Koffein ist ein in seiner Reinform ein „weißes, kristallines und geruchloses Pulver" (Blümle 2017: S. 160). Die vollständige chemische Bezeichnung für Koffein lautet 1,3,7-Trimethyl-2,6-purindion (vgl. Blümle 2017: S. 160). Somit ist es Mitglied der „natürlich vorkommenden Purine" (Lumitos AG o. J). Chemisch ähnlich dem Koffein sind Theobromin und Theophyllin welche beide unter anderem Metabolisierungsprodukte von Koffein im Körper sind (vgl. Beigelböck 2016 S.40). Beide kommen aber auch in der Natur vor. Theobromin ist unter anderem in Kakaobohnen, in der Kolanuss, oder in den Blättern des Matestrauches, als auch in den Blättern des grünen und schwarzen Tees zu finden (vgl. Blümle 2017: S. 159), Theophyllin ist in der Natur nur in kleineren Mengen vertreten, zum Beispiel in der Kolanuss (vgl. Blümle 2017: S.159). Koffein kann die Blut-Hirn-Schranke, die physiologische Grenze im menschlichen Gehirn überschreiten und somit psychoaktiv wirken (vgl. Beigelböck 2016 S.45). Theobromin hingegen ist keine Psychostimulanzie und Theophyllin wirkt in einem deutlich geringeren Maße als Koffein (vgl. Blümle 2017: S.160). Psychostimulanzien steigern die Leistungs- und Konzentrationsfähigkeit (vgl. Blümle 2017: S.160).

2.2 Vorkommen im Alltag

Koffein ist im Alltag in vielen verschiedenen Lebensmitteln anzutreffen. Er kommt in der Kaffeebohne vor und wird dann in Form von Kaffee konsumiert. Es kommt in der Kakaobohne vor und wird als Schokolade oder Kakao verzehrt. In dieser Darreichungsform ist der Koffeingehalt heutzutage aber eher gering, da Kakao nicht mehr so konzentriert konsumiert wird, sondern häufiger in Mischungen, wie zum Beispiel in Milchschokolade (vgl. Beigelböck 2016: S.9). Der Koffeingehalt von Zartbitterschokolade ist annäherungsweise 2,5-mal so hoch wie in Milchschokolade (vgl. Blümle 2017: S.157). Da es sich um natürliche Koffeinquellen handelt ist der Koffeingehalt stark schwankend. Die Kaffeebohne hat einen Koffeingehalt von 0,06- 3,2%. Teeblätter liegen mit einem

Gehalt von 0,38-9,2% über dem der Kaffeebohne. Deutlich geringer als bei beiden zuvor genannten ist der Koffeingehalt bei Kakaobohnen mit 0,05- 1,3 % (Elmadfa 2011, S. 474). Eine weitere Koffeinquelle ist Mate. Dabei handelt es sich um eine Stechpalmen Art, deren Blätter auch zu einem koffeinhaltigen Tee aufgebrüht werden können (vgl. Beigelböck 2016: S.11).

Deutlich weniger Koffein enthalten Zitrussträucher. Anders als die meisten Pflanzen enthalten die männlichen Blüten der Zitrussträucher Koffein, um nicht etwa ihre Fressfeinde abzuschrecken (vgl. Blümle 2017: S.159), sondern um Bienen anzulocken und zu binden. Pflanzen die Koffein bereitstellen werden deutlich häufiger von den Bienen angeflogen, außerdem konnten sich die Bienen die Wege zu den Pflanzen deutlich besser merken (vgl. Beigelböck 2016: S.29). Der Koffeinanteil in einen durchschnittlichen Tasse Kaffee ist jedoch 1000-mal so hoch wie in einem Orangenblütentee der aus jenen Zitrussträuchern gebrüht wird. Koffein wird mittlerweile auch synthetisiert in Form von Tabletten verkauft (vgl. Beigelböck 2016: S.37). Die Dosierungen können hier deutlich höher sein als in Kaffee oder Energydrinks. Frei verkäuflich sind Tabletten bis zu 200 mg pro Tablette zu erhalten.

2.3 Wirkung im Körper

Nachdem das Koffein aufgenommen wurde verteilt es sich schnell im ganzen Körper. Über die benötigte Dauer, bis es komplett aufgenommen wurde gibt es verschiedene Angaben. Die Zeiten, nach denen der Koffeinwert im Körper maximal sein soll, variieren von 15- 30 Minuten (vgl. Blümle 2017: S.160) bis hin zu einer Stunde (vgl. Beiglböck 2016: S.45). Die Halbwertszeit von Koffein im Körper ist sehr unterschiedlich. Faktoren wie Alter, Gewicht, Schwangerschaft oder ob Medikamente eingenommen werden die den Abbau beeinflussen sorgen für enorme Abweichungen der durchschnittlichen Halbwertszeit von 4 Stunden (vgl. Blümle 2017: S.161). Bei Neugeborenen beträgt die Halbwertszeit 80 Stunden und bei Hochschwangeren 15 Stunden. Die Funktionsweise des Koffeins ist aber im menschlichen Körper immer ähnlich. Verrichtet der menschliche Körper Arbeit wird Adenosintriphosphat benötigt damit Energie im Muskel bereitgestellt werden kann. Wenn das Adenosintriphosphat gespalten wird um die Energie beziehen zu können, wird Adenosin freigesetzt. Beim Andocken des Abbauproduktes Adenosin, an die

Adenosin Rezeptoren im Hirn wird die Noradrenalin-, Dopamin- und Acetylcholinproduktion vermindert (vgl. Beiglböck 2016: S.41). Adenosin schützt den Körper somit vor Überbelastung oder stressbedingten Folgeschäden (vgl. Beiglböck 2016: S.42). Die verminderte Ausschüttung der Hormone sorgt für die Erweiterung der Blutgefäße und eine Senkung des Pulses und des Blutdrucks (vgl. Beiglböck 2016: S.41). Koffein setzt sich an die Adenosin Rezeptoren im Gehirn, löst diese aber nicht aus, was dazu führt, dass weiterhin Hormone wie Dopamin ausgeschüttet werden (ebd.). Die Wirkung auf das zentrale Nervensystem ist somit als eine Steigerung der Aufmerksamkeit und Leistungsbereitschaft zu beschreiben (vgl. Blümle 2017: S.160), da Adenosin sich nicht an die Rezeptoren binden kann und die weitere Aktivität der Neuronen nicht unterbrochen wird (vgl. Blümle 2017: S.164). Insbesondere beim Erbringen von simplen Routineaufgaben ist eine Steigerung zu erkennen. (vgl. Beiglböck 2016: S.107). Die Verbesserung wirkt sich also eher auf die Schnelligkeit der Arbeit, aber nicht auf die Genauigkeit aus (vgl. Beiglböck 2016: S.107). Da Koffein auch mit der Calciummenge im Blut in Verbindung steht, wird Koffein in bestimmten Dosen auch eine Steigerung der Merkfähigkeit von neuen Wissensinhalten nachgesagt (vgl. Beiglböck 2016: S.108). Dies wird damit begründet, dass die Hirnzellen die „für das Langzeit Gedächtnis zuständig sind, Calcium benötigen um ihre Arbeit verrichten zu können" (Beiglböck 2016: S.108). Es muss jedoch eine hohe Koffeindosis vorliegen damit die Calciumkonzentration extrazellulär steigt (vgl. Blümle 2017: S.164). Koffein wirkt auch in den Bronchen. Es weitet diese, indem es den Muskel zur Relaxion bringt vgl. (Blümle 2017: S.167). Das ist einer der Gründe warum Koffein hilft besser zu Atmen; indem es die Atemwege öffnet (vgl. Beiglböck 2016: S.106). Durch den, durch Koffein gestärkte Atemantrieb und die verbesserte Ausdauer der Atemmuskulatur, wird die Versorgung des gesamten Körpers mit Sauerstoff verbessert (vgl. Blümle 2017: S.167). Die Folge ist, dass eine Steigerung der physischen Leistungen im Ausdauerbereich (vgl. Beiglböck 2016: S.109) und eine Steigerung kognitiver Leistungen, wie der Konzentrationsfähigkeit (vgl. Blümle 2017: S.167) basierend auf der besseren Versorgung des Hirns mit Sauerstoff, zu erkennen ist. Diese Effekte werden häufig zur Behandlung von Asthmaerkrankungen genutzt. Eine stärkere Wirkung auf die Atmung haben aber die Metaboliten Theophyllin und Theobromin (ebd.).

Doch diese Wirkungen auf den Organismus haben auch negative Folgen, physisch sowie kognitiv. Sie geschehen häufig auf Kosten anderer Fähigkeiten (vgl. Blümle 2017: S.166). Bei manchen Menschen hat Koffein einen großen Einfluss auf den Schlafrhythmus. Dies wird mit der Blockade der Adenosinrezeptoren begründet (ebd.). Koffein kann bei manchen Menschen, sobald er eine Stunde vor dem Zubettgehen konsumiert wurde, die Einschlafzeit verzögern, die Aufwachzeit früher eintreten lassen und die, für die Qualität des Schlafes wichtigen Tiefschlafphasen verkürzen. (vgl. Beiglböck 2016: S. 86). Zusätzlich wirkt sich Koffein auch auf das Herz und das Herzkreislaufsystem aus. Hier wirkt es an einigen Stellen gefäßerweiternd und an anderen ist es für Gefäßverengungen verantwortlich (vgl. Blümle 2017: S.167). „An den Herzkranzgefäßen löst es eine Erweiterung aus. Durch eine Erhöhung der Kontraktionskraft des Herzens wird es in seiner Arbeits- und Leistungsfähigkeit unterstützt" (Blümle 2017: S.167). Auf die Blutgefäße im Hirn wirkt es jedoch verengend (vgl. Beiglböck 2016: S.86). Zur Folge hat letzteres eine Anpassungsreaktion des Körpers, in Form einer dauerhaften Erweiterung der Blutgefäße um den alten Zustand wiederherzustellen. Wird das Koffein nun abgesetzt so fehlt die verengende Wirkung und als Resultat sind Entzugserscheinungen wie Kopfschmerzen zu erkennen (vgl. Beiglböck 2016: S.86). Weitere nicht so bekannte Folgen des Koffeinkonsums sind eine verminderte Spermienzahl und Qualität bei Söhnen, deren Mütter in der Schwangerschaft Koffein konsumiert haben (vgl. Beiglböck 2016: S.69). Auch das Geburtsgewicht der Kinder ist bei koffeintrinkenden Müttern signifikant geringer: „Zwischen 20 und 28g Körpergewicht je 100 mg Koffein pro Tag während der Schwangerschaft" (Beiglböck 2016: S.70). Zusätzlich gebe es Beweise dafür, dass ein Koffeinkonsum während der Schwangerschaft von nur 150 mg pro Tag die Wahrscheinlichkeit eines erhöhten BMIs bis zum 15. Lebensjahr verdoppele (vgl. Beiglböck 2016: S.72). Die Menge des Koffeins ist hierbei entscheidend für die Wahrscheinlichkeit und den Grad des Übergewichtes.

Koffein wirkt im Körper allerdings anders, wenn schon Erkrankungen vorliegen, beziehungsweise bestimmte Medikamente zur Behandlung eingenommen werden, die mit den Wirkungen des Psychostimulanziums interferieren. Ein Medikament gegen Herzrhythmusstörungen sorgt für einen erhöhten Koffeinspiegel im Blut. Koffein kann in erhöhten Dosen Herzrhythmusprobleme auslösen, ist somit also kontraproduktiv zu Mextiletin – einem Medikament zur Behandlung (vgl. Beiglböck 2016: S.89). Ein häufig verschriebenes Antidepressivum verlängert die Halbwertszeit von Koffein um den Faktor 5 (vgl. Beiglböck 2016: S.89). Viele Nebenwirkungen von Fluvoxamin sind also möglicherweise auf die Wirkungen des, in der Dosis unveränderten ‚Beikonsums' von Koffein zurückzuführen. Wechselwirkungen wie die oben beschriebenen, bei denen der Koffeinabbau verlangsamt wird, oder auch der Wirkungstoffspiegel des Medikamentes steigt sind bei vielen Substanzen zu erkennen. Einige weitere Beispiele dafür sind Clozapin, ein Antipsychotika, Lithium als ein Mittel gegen bipolare Depressionen, orale Verhütungsmittel die teilweise den Koffeinabbau reduzieren, Grippemittel welche das Gleiche tun und somit zu Nebenwirkungen von Koffein durch einen höheren Wirkstoffspiegel führen können und das Herz somit doppelt belasten. Oder aber die Interferenz mit Asthmamitteln die auf Theophyllin basieren (vgl. Beiglböck 2016: S.90). Teilweise wird die Interferenz auch genutzt um zum Beispiel die Ausscheidung von Schmerzmitteln zu verringern und somit ihren Wirkungsgrad zu erhöhen (ebd.). Eine weitere Folgeerscheinung von Koffeinkonsum können Angststörungen sein. Koffein kann „Herzrasen (...) innere Unruhe, Erregung und Nervosität." (Beiglböck 2016: S.133) hervorrufen. Dies kann auch zur Verstärkung bereits bestehender Angststörung führen. Bei Koffeinmengen weit über 250 Micro Gramm kann es zu Nervosität, Schlaflosigkeit, oder Herzrasen kommen (vgl. Beiglböck 2016: S.83, vgl. Blümle 2017: S.166). Bei über 2g Koffein im menschlichen Körper wird „üblicherweise [...] ein Spitalsaufenthalt nötig" (Beiglböck 2016: S.83). Dies entspricht allerdings 20 Tassen Kaffee die in sehr kurzer Zeit konsumiert werden müssen (ebd.). Eine Vergiftung auf natürlichem Weg ist also nicht sehr wahrscheinlich. Mit Energy Drinks oder Koffeintabletten kann sich diesen Werten jedoch genähert werden (vgl. Beiglböck 2016: S.83). Wie die Angaben der Aufnahme und Metabolisierung von Koffein, gehen auch die Angaben zur letalen Dosis weit auseinander. Es sind Werte von 5g (vgl. Beiglböck 2016: S.83) bis hin zu 10 Gramm (vgl. Igseder 2018: S#) die Menschen, je nach körperlichen Gegebenheiten, töten können. Es ist wichtig zu erwähnen, dass viele Folgen von vermeintlichem Koffeinkonsum nicht unabhängig vom Placeboeffekt sind. Schon bei dem Gedanken Koffein zu sich genommen zu haben stieg der Herzfrequenz einer Versuchsgruppe, obwohl es sich nur um ein Placebo handelte (vgl. Beiglböck 2016: S.107). Die Steigerung der Wachheit und Leistungsfähigkeit der Personen hing davon ab, was sie glaubten, wie hoch der Koffeingehalt in dem Placebo-Getränk gewesen sein (vgl. Beiglböck 2016: S.107).

3 Sucht

Bei Sucht handelt es sich um „um ein kompliziertes Zusammenspiel von Erfahrungen und Umweltbedingungen, welches beim Einzelnen zu einer seelischen Beeinträchtigung oder Erkrankung geführt hat." (Knoll 2010: S.19). Das erklärt auch warum es nach Knolls Meinung so schwer sei, ein Ursache- Wirkungsverhältnis bei Sucht herzustellen (ebd.). Als Folge dessen gibt es auch viele verschiedene Definitionen. Die Caritas beschreibt Sucht als

> „umgangssprachliche Bezeichnung für die Abhängigkeit von einer Substanz oder einem Verhalten.
> Der Betroffene hat keine Selbstkontrolle mehr. Er steht unter dem Zwang, mit Hilfe von
> bestimmten Substanzen (z.B. Alkohol) oder bestimmten Verhaltensweisen (z.B. Glücksspielen),
> belastende Gefühle zu vermeiden."(Caritas Deutschland o. J.: Sucht)

Hier liegt der Fokus besonders auf dem Kontrollverlust, dem die Person aufgrund eines bestimmten Zwangs unterliegt. Kürzer gefasst hat es Werner Gross 1992; Sucht sei ein „Unabdingbares Verlangen nach einem bestimmten Gefühls-, Erlebnis-, und Bewusstseinszustand" (Gross 1992: S.12). Nach seiner Definition steht die Wirkung der Suchtbefriedigung im Mittelpunkt, wobei sich diese Wirkung auf vielen Ebenen zeigen kann. Die WHO hat einen ganzen Katalog erstellt, mit dem man, unter anderem bestimmen kann, ob eine Verhaltensstörung vorliegt. Das ICD-10 ist das, vorwiegend in Europa, von Psychologen verwendete System um Verhaltensstörungen diagnostizieren zu können (vgl. Beiglböck 2016: S.149).

3.1 Was ist Sucht?

Das „komplizierte Zusammenspiel" (Knoll 2010: S.19), wie in 3. Sucht erwähnt, basiert auf drei Ebenen die für die Suchtentstehung relevant sind. Ob eine Person süchtig nach Substanzen, oder bestimmten Verhaltensweisen werden kann ist von drei Faktoren (Knoll 2010: S.20):

- Die Gesellschaft: Damit sind äußere Einflussfaktoren wie die Einstellung der breiten Masse zu Drogen gemeint. Aber auch einschneidende Erlebnisse wie der Jobverlust oder starker Drogenkonsum im näheren Umfeld sind Auslöser.
- Die Persönlichkeit wird als „Ausgangsfaktor einer jeder Sucht" (Knoll 2010: S.20) beschrieben. Sie muss „prämorbide" (ebd.) Züge aufweisen. Eine „prämorbide Persönlichkeit" sagt aus, dass die Persönlichkeit schon vor der Suchterkrankung geschädigt ist.

- Die Droge muss zur gegeben Situation vorhanden sein, damit eine Sucht entstehen kann. Außerdem muss diese Droge ein ausreichendes Suchtpotenzial bieten, da es sonst nicht zur Sucht kommen kann.

Wenn es nun zu einem, Sucht ermöglichenden „Zusammenspiel" dieser Faktoren kommt, also zum Beispiel eine prämorbide Persönlichkeit vorliegt, welche durch den Verlust der Arbeitsstelle offengelegt wird, so kann es dazu kommen, dass diese belastende Situation durch eine Droge wie Alkohol versucht wird zu überbrücken. Als Suchtmittel kommen nach Knoll (2010) alle „Verhalten mit starken Gefühlsregungen" (s.79) in Frage. Seiner Meinung nach sind Erregungszustände die Grundlage für Abhängigkeiten (vgl. Knoll 2010: S.79).

3.2 Klassifizierung nach ICD-10

Da dieses Modell zwar Aufschluss über die Entstehung von Sucht geben kann, aber keine Auskunft darüber gibt, ob eine Person wirklich krank ist, gibt es mehrere Möglichkeiten über die Klassifizierung der Symptome zu einer Entscheidung zu kommen. Einen Weg bietet die Weltgesundheitsorganisation mit dem ICD-10. ICD steht für Internationale Classification of Diseases. Die Nummer am Ende der Abkürzung steht für die Versionszahl; hier 10 (Barth 2011: S.42). In diesem Raster kann die Anpassung für „Psychische und Verhaltensstörungen durch andere Stimulanzien, einschließlich Koffein" ausgewählt werden. Um hier eine Abhängigkeit erkennen zu können werden 6 Merkmale zur Hilfe gezogen. Diese werden für Deutschland wie folgt durch das Deutsche Institut für Medizinische Dokumentation und Information angepasst und herausgegeben.

1. Das erste ist ein starker Wunsch, oder Zwang, dem Konsum nachzukommen.
2. Das zweite Merkmal ist die verminderte Kontrollfähigkeit der Konsummenge oder Zeit. Die Person kann nicht mehr autonom entscheiden wie sich das Konsumverhalten gestaltet.
3. Kriterium Nummer drei ist ein, von der speziell von der Substanz abhängiges, Entzugssyndrom. Das bedeutet, dass nach Absetzten des Suchtmittels physische als auch psychische Symptome auftreten können.
4. Das vierte Merkmal heißt „Toleranzentwicklung". Es besagt die über einen längeren Zeitraum zugeführte Menge der Substanz reicht an einem bestimmten

Punkt nicht mehr aus um die gleiche Wirkung wie zu Beginn zu erzielen. Als Folge dessen wird die Menge gesteigert.

5. Das vorletzte Merkmal bezieht sich auf den Stellenwert, den die Droge im Leben einnimmt und inwiefern auf Grund dessen andere Interessen vernachlässigt werden. Es liegt ein süchtiges Verhalten vor, wenn immer mehr Zeit für die Beschaffung und den Konsum verwendet wird. Andere Interessen werden als Folge davon nicht mehr so stark wie zuvor verfolgt.

6. Der letzte Aspekt im ICD-10 Raster für psychotrope Substanzen beschreibt den anhaltenden Konsum trotz schädlicher Folgen. Es sind bereits Folgen bei der Person zu erkennen und ihr wurde eventuell auch schon geraten den Konsum abzustellen, oder zu mindern doch dies führt nicht zum Abstellen des Konsums, obwohl der Person die negativen Effekte bewusst sind.(Deutsche Institut für Medizinische Dokumentation und Information 2019)

Wenn nun drei oder mehr dieser Kriterien in den letzten 12 Monaten erkannt wurden, so handelt es sich, nach dem der Weltgesundheitsorganisation um Sucht (vgl. Beiglböck 2016: S.150).

4 Zusammenspiel

„Wenn Sie bei guter Gesundheit sind, sieht die Europäische Ernährungsagentur bis zu 400 mg Koffein pro Tag als nicht gesundheitsgefährdend an." (Beiglböck 2016: S.170). Diese Menge entspricht circa einem Liter Filterkaffe (vgl. Blümle 2017: S.157). Doch nicht jeder wird zum Arzt gehen und wird sich untersuchen lassen, bevor er anfängt regelmäßig Kaffee oder Tee zu trinken. Um nun die Frage beantworten zu können, ob Koffein als Droge unterschätzt ist müssen die beiden großen Einflussfaktoren Koffein und Sucht zusammengeführt werden.

4.1 Koffeinsucht

Unter Einbezug des ICD-10 Katalogs wird klar, dass eine Sucht nach Koffein durchaus möglich ist. Es gibt ein anderes großes System, nachdem eine Koffeinsucht nicht möglich ist, doch da es vorwiegend im amerikanischen Raum genutzt wird, wird es hier nicht weiter beleuchtet (vgl. Barth 2011: S.40), das DSM- 5 Raster. Es ist also umstritten, ob es so etwas wie eine Koffeinsucht gibt. Wenn wir nun aber die Kriterien nach ICD betrachten so fällt auf, dass das erste Merkmal, der starke Wunsch nach Koffein bei manchen Personen zu erkennen ist. Sie können ohne eine Tasse Kaffee nicht in den Tag starten. Auch Merkmal drei kann durch Koffein abgedeckt werden, in Form der wie in 2.4 beschriebenen Entzugskopfschmerzen, aber auch als allgemeine Müdigkeit und Lustlosigkeit bei Koffeinabstinenz (vgl. Beiglböck 2016: S..152). 4% der Deutschen, die mindestens selten Kaffee trinken sagen selber über sich, dass sie gerne weniger Kaffee trinken würden (vgl. Statista GmbH 2017). Das heißt sie können ihrem Wunsch nicht folgen aufgrund des Bedürfnisses nach Koffein.

Auch eine Toleranz entwickelt sich beim Koffeinkonsum. Personen die den Konsum nicht gewohnt sind brauchen geringere Dosen um eine anregende Wirkung zu empfinden, während die regelmäßigen Konsumenten eine geringere Wirkung verspüren (vgl. Blümle 2017: S.187). Beiglböck sagt, dass es 11-13% einer zufälligen Gruppe Amerikaner angaben es nicht geschafft haben den Konsum zu mindern, obwohl es ihnen ärztlich geraten wurde (vgl. Beiglböck 2016: S.153). In Anbetracht der eben genannten Tatsachen ist die Diagnose Koffeinabhängigkeit in Europa laut WHO möglich. Obwohl Koffeinkonsumenten viele Kriterien für süchtiges Verhalten aufweisen können ist auch bekannt, dass eine Koffeinsucht nicht mit anderen Süchten, wie der Opiat- oder Alkoholsucht zu vergleichen ist. Die Wirkung von Koffein auf das Belohnungszentrum ist anders als die der meisten anderen Drogen. Koffein sorgt zwar für eine Erhöhung des Dopaminspiegels im Gehirn (vgl. Beigelböck 2016: S.43), jedoch ist die Wirkung nicht ausreichend um den Level an Glücksgefühlen zu erreichen wie andere Drogen (vgl. Blümle 2017: S.187). Es kann also keine so starke Abhängigkeit wie von anderen Drogen entstehen, da die durch die Droge hervorgerufenen Glücksgefühle nicht stark genug sind, als dass sie sich ins Gehirn einbrennen. Dies geschieht erst ab höheren Dopaminmengen. Auch Entzugserscheinungen, wie die in 2.4 beschreiben Kopfschmerzen oder Müdigkeit und Lustlosigkeit sind nicht vergleichbar mit Entzugserscheinungen die von anderen Drogen ausgehen können. Um bei einer legalen Droge zu bleiben: Der Alkoholentzug kann bis hin zu Halluzinationen oder Krampfanfällen führen (vgl. Blümle 2017: S.116). Im amerikanischen Raum stellt sich diese Frage ob eine Koffeinsucht möglich ist, bedingt durch den anderen Diagnoseweg: der DSM-5 Katalog, nicht. Eine Koffeinsucht ist schlichtweg nicht möglich. Es ist also nicht endgültig zu klären, ob es eine Koffeinabhängigkeit gibt.

4.2 Koffein- Ein Problem?

Zunächst muss bedacht werden, dass die Koffeinsucht als solche gesellschaftlich nur sehr viel schwächer angesehen wird als sie möglicherweise ist, da Koffein, ähnlich wie Nikotin und Alkohol gesellschaftlich akzeptierte Substanzen sind. Ist ein Verhalten in der gesellschaft akzeptiert, so ist die Wahrnehmung dessen ganz anders (Barth 2011: S.24). Durch diese Gesellschaftliche Akzeptanz wird, insbesondere bei Koffein häufig vergessen, dass es sich um eine psychoaktive Substanz handelt, die Wirkung auf den Körper hat. Die Wirkung anderer Drogen ist schlichtweg stärker, was zu einem geschärften Bewusstsein für jene Substanzen führt. Die aufweckende Wirkung des Koffeins wird täglich von Millionen Menschen genutzt. Teils wird auch beabsichtigt die Merkfähigkeit durch Koffeinzufuhr zu steigern. Die damit verbundenen Risiken sind bei einem normalen Konsum von wenigen Tassen Kaffee pro Tag eher gering. Nebenwirkungen treten nur im Einzelfall bei geringen Dosen auf. Die Mengen an Koffein die im Normalfall zu einem Krankenhausaufenthalt führen sind nicht über den gewöhnlichen Konsum zu decken. Bestimmte Menschengruppen, wie Schwangere oder sehr junge Menschen müssen bedenken, dass das Koffein bei ihnen länger im Körper bleibt und somit auch länger wirkt. Hier kann es zu einer Überdosierung kommen. Zusätzliche Folgen wie die erhöhte Chance für Kinder, deren Mütter während der Schwangerschaft Koffein konsumiert haben, bis zum jugendlichen Alter übergewichtig zu sein sind auf die psychotrope Wirkungungsweise zurückzuführen. Diese Seite des Koffeins wird von vielen verdrängt oder vergessen. Das ungeborene Kind einer Frau, die während der Schwangerschaft regelmäßig grünen Tee trank hatte einen deutlich beschleunigten Puls. Im Vorhinein wurden „andere Suchtmittel meist thematisiert" (Beigelböck 2016: S.69). Der Koffeinkonsum wurde von den Ärzten nicht bedacht und kam folglich auch nicht als Grund für die erhöhte Herzfrequenz in Frage (ebd.)

Das Größte Problem des Koffeinkonsums liegt jedoch in der Wechselwirkung mit bestehenden Krankheiten oder Medikamenten. Wie oben beschrieben kann Koffein die Wirkung bestimmter Medikamente verstärken, oder abschwächen, was bei der Behandlung von Krankheiten fatale Folgen haben kann (siehe 2.4). Die Medikamente sind meist speziell dosiert und solche Interferenzen können massiv die Wirkung verändern. Es kann aber auch die Abbauzeit des Koffeins verlängert werden (siehe Fluvoxaminin 2.4). Diese Änderungen im Körper kann bei einem gleichbleibenden Konsumverhalten zu einer Überdosierung führen und Kopfschmerzen, Nervosität oder im Extremfall zu Herzproblemen führen. Wie in der Einleitung bereits erwähnt tranken oder kauften fast 50% in den letzten 14 Tage Kaffee. Das lässt die Schlussfolgerung zu, dass jeder zweite auch Gefahr läuft seine Medikamente im Zusammenhang mit Koffein zu sich zu nehmen. Da häufig nicht über die Koffeinmenge in Lebensmitteln berichtet wird, kann der Konsum von Koffein häufig auch unbeabsichtigt geschehen. In Kaffee und Tee wird Koffein erwartet doch in Schokolade eher seltener. Im Einzelfall kann dies fatale Folgen haben.

4.3 Kritische Betrachtung

Ein entscheidender Faktor für den Ausgang meiner Arbeit war sicherlich die Quellenwahl. Der Mangel an zur Verfügung stehenden Quellen die thematisch passend sind hat dazu geführt, dass die Ergebnisse sehr stark von Beigelbocks und Blümles Ergebnissen beeinflusst worden sind. Besonders Beigelböcks Intention mit „Koffein", lediglich über positive und negative Wirkungen zu informieren und ein Bewusstsein für die Auswirkungen zu schaffen, wird den Ausgang dieser Arbeit stark beeinflusst haben.

5 Fazit

Ist Koffein nun eine unterschätzte Droge oder nicht? Können Menschen, wie die Bienen, nach der koffeinhaltigen Pflanze süchtig werden? Eine Frage die sich zu selten gestellt wird. Allein die Beschäftigung mit der Frage würde bedeuten, dass bedacht wird, dass von Koffein eine Gefahr ausgehen könnte. Viele Probleme mit Koffein treten auf, wenn andere Erkrankungen bereits vorhanden sind. Die Wechselwirkung mit Medikamenten wie in 2.3 genannt zum Beispiel. Diese werden teilweise nicht einmal von Ärzten bedacht. Übliche Folgen dessen sind die gleichen, wie bei einer Koffeinüberdosierung. Sie zeichnet sich durch Kopfschmerzen, Nervosität und Herzprobleme aus. Hat die Person bereits bestehende Herzprobleme, so kann sich dies addieren und zu schwerwiegenderen Problemen führen. Grundsätzlich kann von jedem Verhalten eine Sucht ausgehen (Caritas Deutschland o. J.). Ob es sich beim bedenklichen Koffeinkonsum jedoch um eine Abhängigkeit von dem Stoff, oder von dem Verhalten handelt ist fraglich. Festzuhalten ist aber, dass manche Personen einen gefährlichen Konsum pflegen. Teilweise lassen sich eben genannte Personen auch nach Ärztlichen Rat nicht vom Koffeinkonsum abbringen.

Allgemein kann aber gesagt werden, dass Koffein für die meisten Personen kein großes Risiko darstellt. Wenn die in 4.0 geratene Tagesmenge an Koffein eingehalten wird, so werden die meisten Konsumenten von den positiven Wirkungen profitieren. Sie können bei geringeren Mengen einen Anstieg der Wachheit und eine verbesserte Leistung des Kurzzeitgedächtnisses bemerken. Bei höheren Dosen kann auch das Langzeitgedächtnis verbesserte Leistung aufweisen. Ausgeschlossen von dieser Gruppe sind Schwangere, Kinder bis 16 Jahre und Personen die Erkrankungen haben, die mit der Wirkung des Koffeins interferieren. Um diesen Problemen entgegen zu wirken muss bewusster auf den Koffeinkonsum geachtet werden und insbesondere bei der Einnahme von Medikamenten durch den Arzt auf mögliche Wechselwirkungen hingewiesen werden.

Literaturverzeichnis

Barth, V. (2011): Sucht und Komorbidität. Heidelberg: Hüthig Jehle Rehm GmbH

Beiglböck, W. (2016): Koffein. Wien: Springer Verlag

Brauer, M. (2016): Zu viel Energy Drinks sind für Jugendliche gefährlich. URL: https://www.stuttgarter-nachrichten.de/inhalt.energy-drinks-neue-studie-belegt-zu-viel-energy-drinks-sind-fuer-jugendliche-gefaehrlich.4b970d7d-843c-41eb-8c86-d3ce6e4b439e.html. (Abruf 22.01.2019)

Caritas Deutschland o. J.: Sucht URL:https://www.caritas.de/glossare/sucht-definition (Abrufdatum 30.01.2019)

Deutsche Institut für Medizinische Dokumentation und Information (2019): Psychische und Verhaltensstörungen durch psychotrope Substanzen (F10-F19) URL: https://www.dimdi.de/static/de/klassifikationen/icd/icd-10-gm/kode-suche/htmlgm2019/block-f10-f19.htm

Elmdfa, I. (2011): Lehrbuch Lebensmittelchemie und Ernährung. Wien: Springer Verlag

Gross, W. (1992): Was ist das Süchtige an der Sucht? Geesthacht: Neuland

Iglseder, B. (2018): Zeitschrift für Gerontologie und Geriatrie URL: https://www.springermedizin.de/geriatrie-und-gerontologie/der-geriatrische-patient-in-der-hausarztpraxis/doping-fuer-das-gehirn/15280300?fulltextView=true) (Abrufdatum 23.01.2019)

Knoll, A. (2010): Sucht –Was ist das? Wien: Springer Verlag

Lumitos AG o. J: Koffein Ort: o. O URL:http://www.chemie.de/lexikon/Koffein.html#Eigenschaften (Abruf 17.1 .19)

Statista GmbH (2018): Ranking der meistgekauften bzw. meistkonsumierten Getränke in der Bevölkerung in Deutschland in den Jahren 2016 bis 2018 URL:https://de.statista.com/statistik/daten/studie/170892/umfrage/ranking-der-meistgekauften-konsumierten-getraenke/. (Abruf 22.01.2019)

Statista GmbH (2017): Welchen der folgenden Aussagen stimmen Sie zu? URL: https://de.statista.com/statistik/daten/studie/666659/umfrage/meinung-zum-thema-kaffee-in-deutschland/). (Abrufdatum 30.01.2017)

SPIEGEL ONLINE GmbH & Co. KG (2016): Wie gefährlich ist Koffein? URL: http://www.spiegel.de/gesundheit/ernaehrung/koffein-nach-tod-eines-16-jaehrigen-wie-gefaehrlich-ist-die-alltagsdroge-a-1147864.html (Abruf 22.01.2019)

BEI GRIN MACHT SICH IHR WISSEN BEZAHLT

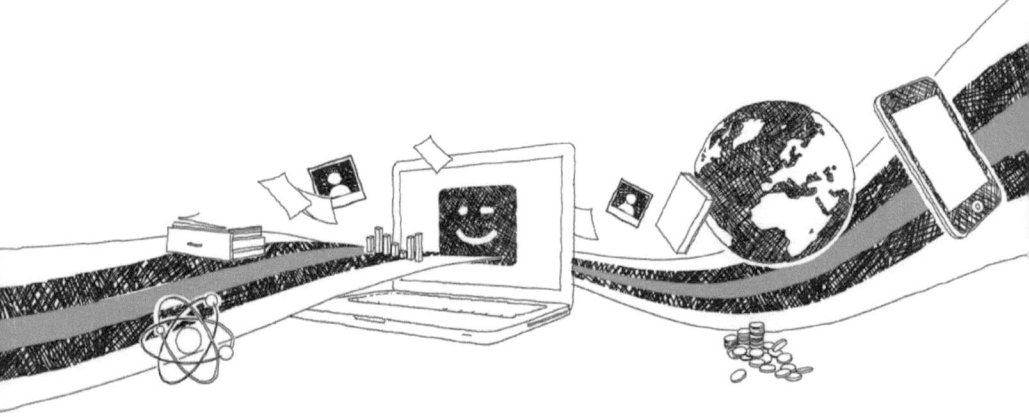

- Wir veröffentlichen Ihre Hausarbeit,
  Bachelor- und Masterarbeit

- Ihr eigenes eBook und Buch -
  weltweit in allen wichtigen Shops

- Verdienen Sie an jedem Verkauf

Jetzt bei www.GRIN.com hochladen und kostenlos publizieren

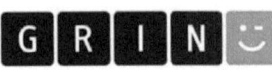